CONTRIBUTION A L'ÉTUDE

DE

L'HÉMATOTHÉRAPIE

(MÉTHODE DE MM. BERTIN ET PICQ)

Par A. LE RAY

Docteur en Médecine de la Faculté de Paris
Ancien interne de l'Hôpital maritime de Penbron,
Ancien interne des hôpitaux de Nantes,
Lauréat de l'École de médecine de Nantes (Prix de Clinique),
Membre de la Société Anatomo-Pathologique de la Loire-Inférieure

PARIS
A.-M. BEAUDELOT, IMPRIMEUR
16, Rue de Verneuil, 16

1891

DE
L'HÉMATOTHÉRAPIE

CONTRIBUTION A L'ÉTUDE

DE

L'HÉMATOTHÉRAPIE

(MÉTHODE DE MM. BERTIN ET PICQ)

Par A. LE RAY

Docteur en Médecine de la Faculté de Paris
Ancien interne de l'Hôpital maritime de Penbron,
Ancien interne des Hôpitaux de Nantes,
Lauréat de l'École de médecine de Nantes (Prix de Clinique),
Membre de la Société Anatomo-Pathologique de la Loire-Inférieure

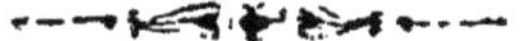

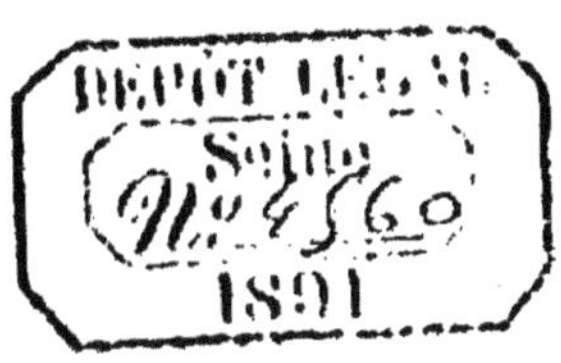

PARIS
A.-M. BEAUDELOT, IMPRIMEUR
16, Rue de Verneuil, 16

1891

A LA MÉMOIRE DE MON PÈRE

A MA MÈRE

A MA SŒUR

A MON FRÈRE

A MA TANTE

MEIS ET AMICIS

A MON PRÉSIDENT DE THÈSE

M. LE PROFESSEUR CH. RICHET

A M. LE DOCTEUR BERTIN

Professeur suppléant à l'École de Médecine de Nantes
Chargé du Cours d'hygiène
Médecin des Hôpitaux
Membre du Conseil d'Hygiène

A MONSIEUR PICQ

Vétérinaire
Directeur du service sanitaire de l'abattoir de Nantes
Membre du Conseil d'Hygiène

A MES MAITRES :

MM. LES PROFESSEURS DE L'ÉCOLE
DE MÉDECINE DE NANTES

MM. LES MÉDECINS ET CHIRURGIENS
DES HOPITAUX

CONTRIBUTION A L'ÉTUDE

DE

L'HÉMATOTHÉRAPIE

Pressentis depuis longtemps déjà, ce n'est guère que dans cette seconde moitié du XIXe siècle, que les infiniments petits devaient enfin voir le jour. A Pasteur revient la gloire de cette découverte : la France en est fière et la science s'en ressouviendra. L'élan donné, partout les chercheurs se mettent à l'œuvre; et bientôt, grâce à l'impulsion de l'école Pastorienne, de nouveaux bacilles sortant de l'ombre apparaissent en pleine lumière sous le champ du microscope. Davaine et Rayer isolaient le microbe charbonneux, Pasteur le vibrion septique, Schutz, Bouchard, Charrin s'attachaient à l'étude de la morve, la fièvre typhoïde livrait son bacille à Eberth, pendant que Klebs et Lœffler découvraient celui de la diphthérie, enfin Koch donnait son nom à celui de la tuberculose.

L'élément pathogène trouvé, la conclusion s'imposait. « Il fallait détruire ce que l'on avait découvert. » Un nouveau champ s'ouvrait aux investigations; c'est encore de la France que le mouvement est parti, Pasteur mettant pour ainsi dire le sceau à ses immortelles expériences, livrait sans compter à la thérapeutique vétérinaire et humaine le vaccin du charbon, du choléra des poules, du rouget et enfin le vaccin de la rage. Mais l'on attendait avec une impatience bien légitime le vaccin de la tuberculose. Le bacille de Koch paraissait inébranlable quand tout à coup à la tribune du Congrès médical de Berlin, Koch lui-même fit luire l'espérance du vaccin désiré. Quelques mois après, la lymphe antituberculeuse qu'on vendait au poids de l'or, tombait dans l'oubli.

La désillusion fut grande!

A la même époque, MM. Richet et Héricourt à Paris, MM. Bertin et Picq à Nantes faisaient leurs premières recherches sur le traitement de la tuberculose :

Interne de M. le Dr Bertin, à l'hospice général St-Jacques de Nantes, il m'a été permis de suivre pas à pas, par une observation attentive et de tout instant, les résultats que faisaient présager les expériences du laboratoire.

La méthode hématothérapique est la question palpitante; en France, comme à l'Etranger, les recherches se multiplient dans cette voie; aussi, bien que la science soit encore à son berceau, bien qu'elle soit entourée de nombreuses obscurités, il m'a paru intéressant d'en faire le sujet de ma thèse inaugurale.

Je diviserai mon étude en 3 parties :

1° Définition et pathogénie de l'immunité;

2° Hématothérapie en général ;

3° Exposé de la méthode de MM. Bertin et Picq.

Mais avant d'entrer en matière, qu'il me soit permis de remercier Monsieur le professeur Richet de l'honneur qu'il m'a fait en acceptant la présidence de cette thèse. En 1888, par ses belles expériences sur les propriétés bactéricides du sang de chien, il créa l'hématothérapie ; mon travail ne saurait donc être mieux placé que sous son patronage.

Que mon excellent maître, M. le Dr Bertin, veuille bien recevoir ici l'hommage de notre vive gratitude, pour la bienveillance qu'il nous a toujours montrée pendant nos études et pour les précieux conseils qu'il n'a cessé de nous prodiguer dans le cours de notre travail.

A son savant et sympathique collaborateur, M. Picq, j'adresse mes plus sincères remerciments pour le charmant accueil qu'il m'a fait à son laboratoire. Je suis heureux et fier de pouvoir exposer le fruit de leurs travaux, et, unis dans la même œuvre, je les unis également dans ma reconnaissance.

M. Chénot ne doit point nous taxer d'ingratitude car je ne saurais oublier l'amabilité avec laquelle il a mis à ma disposition ses expériences sur la morve. A lui donc aussi tous mes remerciments.

M. le Dr Raingeard, qui après avoir bien voulu faire suivre à quelques malades de son service le traitement de MM. Bertin et Picq, et constaté avec nous les heureux résultats, voudra bien recevoir aussi l'expression de notre reconnaissance.

Nous sommes heureux d'offrir à nos chers collègues et amis, MM. Millat et Trémant l'assurance de notre affectueux dévouement pour leur bienveillant concours.

I

La raison qui fait qu'un être échappe à une maladie qui frappe tous ses voisins, en d'autres termes, l'immunité est une des questions les plus anciennes de la pathologie, et cependant le sujet que nous avons à traiter est un de ceux qui sont le plus particulièrement à l'ordre du jour.

Il est donc naturel de trouver dans la science un grand nombre de définitions de l'immunité; nous nous arrêterons à celle-ci : L'immunité est un état idiosyncrasique d'un être, le rendant réfractaire à une maladie. Il est évident que cet état idiosyncrasique peut être naturel ou acquis, d'où la division de l'immunité en immunité naturelle et immunité acquise.

D'après Dubreuilh, il n'y a d'immunité qu'à l'égard des maladies infectieuses, c'est dire en admettant cette proposition comme vraie, combien vaste en est le champ.

Dès lors on ne doit pas être étonné de lui voir assigner des causes multiples.

Laissant de côté les idées populaires et certains faits qui ne nous semblent pas suffisamment établis, nous passerons en revue : la race, le climat, l'altitude, l'acclimatement, les incompatibilités des maladies, les vaccinations, les inoculations et les premières atteintes d'une même affection.

L'immunité de race et d'espèce est une immunité naturelle, appelée par Lubrasch immunité négative, consistant en ce que le terrain de culture est par lui-même réfractaire : telle est l'immunité du mouton, de la chèvre pour la tuberculose ; du chien pour le charbon.

D'après Chauveau, Strauss : les barbarins restent réfractaires au charbon, même quand ils sont transportés en France et les ovidés français meurent d'œdème malin en Algérie, ce serait donc une question de race et non d'acclimatement. Nous pensons qu'il y a là autre chose qu'une question de température, et nous attribuons ce fait à la formation dans l'organisme de substances antiseptiques ; par suite, soit de la nourriture différente, soit d'une cause qui nous échappe *(Reclus)*.

On a prétendu que les habitants des montagnes et des hauts plateaux étaient peu atteints par la tuberculose et la fièvre jaune. Tout d'abord, nous ferons remarquer avec Jacoby que la tuberculose n'est pas rare dans les agglomérations importantes, quelque soit leur altitude, ce qui a fait fixer à des hauteurs différentes suivant les pays, le point où commencerait l'immunité tuberculeuse. De plus, cette disparition, ou plus exactement cette diminution de la mortalité par la tuberculose provient de l'hygiène, de la faible densité des populations de ces régions, enfin et surtout de la rareté des occasions de contagion.

Les épidémies de fièvre jaune signalées sur les hauts plateaux, ne démontrent que trop que leurs habitants n'y sont point réfractaires ; et si cette maladie n'existe pas à l'état endémique comme sur le littoral, il est infiniment probable que cela est dû aux conditions spéciales de développement du poison amaril.

L'acclimatement joue un rôle assez curieux vis-à-vis de la malaria ; on sait en effet depuis des observations nombreuses recueillies aux Indes Anglaises, dans l'Indo-Chine, le Sénégal, que les troupes acclimatées sont sujettes aux formes intermittentes et les troupes nouvellement arrivées aux formes remittentes.

Les incompatibilités morbides ont été signalées de tout temps : La diathèse arthritique a été opposée à la diathèse tuberculeuse. On a avancé que l'emphysème pulmonaire empêchait le développement de la phtisie. Les faits sont venus détruire ces théories séduisantes au premier abord, et si la tuberbulose est un peu moins fréquente chez les arthritiques, je ne crois pas, étant donné les nombreux cas contradictoires, que l'on puisse avancer que les arthritiques soient réfractaires à la tuberculose.

Enfin, nous arrivons aux grandes causes de l'immunité : première atteinte de la maladie, inoculations :

La rougeole, la scarlatine, la variole, etc., confèrent l'immunité, ces faits étaient bien connus des anciens ; aussi s'étaient-ils efforcés de donner une variole légère, pour garantir d'une variole grave.

Jenner arrive et les vaccinations sont établies.

Nous ne développerons point cette importante question si bien mise en lumière par les admirables travaux de Pasteur et de son école. Nous ne voulons point non plus comparer les différents modes d'atténuation des virus, ce serait sortir du plan que nous nous sommes tracé, et nous arrivons à l'immunité conférée par les injections de liquides provenant d'animaux réfractaires ou rendus réfractaires. Cette théorie, qui découle des travaux de l'Ecole de Pasteur, a été émise et étudiée pour la première fois par MM. Richet et Héricourt; depuis, un certain nombre de savants sont venus apporter leur contingent de faits sur cette question, nous étudierons ces divers travaux dans la deuxième partie de notre thèse.

La durée de l'immunité est naturellement variable. Si l'immunité naturelle est permanente, il n'en saurait être de même de l'immunité acquise ; la vaccination, une première atteinte de la maladie, ne protègent l'individu que pendant une période plus ou moins longue. Hennig en 1875 avait signalé des récidives de rougeole. Les faits de ce genre ne sont pas rares, ils sont plus nombreux encore pour la variole; et, pendant mon internat au pavillon d'isolement à Nantes, j'ai pu observer un cas de variole chez une infirmière portant les traces d'une première atteinte de la maladie; j'ai vu également des récidives de rougeole.

L'immunité conférée par les injections de sang ne pouvait échapper à cette loi et on trouvera dans l'observation n° 23 un fait net de recrudescence de la maladie, dès qu'il s'est écoulé un certain laps de temps après l'injection.

D'une manière générale, on peut dire que la durée de la période pendant laquelle un animal est réfractaire à une maladie, dépend de deux causes : 1° de la qualité et de la quantité du virus; 2° de la résistance de l'animal inoculé.

On comprend dès lors combien la durée de cette période

est difficile à déterminer en pratique. Feltz qui a cherché à le faire pour le charbon, prétend que sur le lapin elle ne dépasse pas 17 à 18 mois. Ces chiffres n'ont pas été contrôlés et de plus ils n'indiquent la durée de l'état réfractaire que pour des lapins de même poids et ayant subi les mêmes vaccinations que ceux de Feltz.

Si la durée est mal déterminée, sa pathogénie n'est pas douteuse. L'immunité résulte évidemment des propriétés bactéricides des tissus ou liquides de l'animal réfractaire.

Pasteur, Chauveau, Klebs, depuis longtemps pensaient que l'immunité était due à la présence d'une substance empêchante de la vie des microbes.

Emmerich et Di Mattei l'attribuent à la production d'une toxine sans action sur les cellules elles-mêmes, mais parasiticides pour les bactéries.

Stern démontre que le sang humain défibriné amène la mort d'un certain nombre de bactéries pathogènes, tels que le bacille du choléra asiatique. Il démontre que cet état bactéricide n'est pas égal pour tous les microorganismes.

Behring ne peut arriver à cultiver la bactérie charbonneuse sur le sérum de sang de rat.

MM. Bertin et Picq obtiennent de magnifiques cultures de bacilles de Koch sur les sérum des bovidés et il leur est impossible d'obtenir des colonies microbiennes sur le sérum des caprins.

Ogata et Isahura montrent que la virulence de la bactéride charbonneuse est atténuée par le sérum de grenouille, de rat, de chien.

Bouchard et Roger arrivent au même résultat avec le streptocoque de l'érysipèle.

Berhing et Kitasato démontrent les premiers en 1890 que le sang et le sérum de lapins détruisent in vitro la toxine du tétanos.

Enfin, à l'appui de cette théorie, nous trouvons encore l'urticaire, signalée par les observateurs actuels; dès 1875, Théodore Williams l'avait remarquée à la suite de transfusion de sang d'agneau à un phtisique et on trouvera dans mes observations 15 cas d'éruption ortiée sur 26 malades.

De tous ces faits, il faut évidemment conclure qu'il existe dans le sang de certains animaux une substance bactéricide.

Quelle est cette substance? D'où provient-elle? Dans quelle partie du sang la trouve-t-on?

Triple question difficile à résoudre.

Rummo et Bordoni, après avoir démontré que les accidents toxiques consécutifs aux injections de sérum dépendaient de la quantité de ce sérum et qu'on ne pouvait incriminer ni l'urée, ni l'augmentation de la masse sanguine, pensent qu'ils sont dus à des principes toxiques, à des poisons animaux, leucomaïnes du sérum.

Berhing, étudiant le sérum des rats et remarquant sa grande alcalinité supposait que sa propriété bactéricide était due à un alcali organique très énergique, encore inconnu.

Hankin, après Buchner, croit que ces corps pourraient être des composés de substances albuminoïdes et de leucomaïnes.

Pour nous, à l'heure actuelle on ne saurait émettre une opinion appuyée sur des expériences scientifiques bien établies. Il est probable que dans un avenir plus ou moins éloigné, ces corps bactéricides pourront être isolés et caractérisés chimiquement.

Si on étudie leur formation dans l'organisme, on se trouve de nouveau en présence de théories multiples, apportant chacune un certain nombre de faits à leur appui.

Pour les uns, ces substances existent toutes formées dans l'organisme : Il me suffira de citer les expériences de : MM. Richet et Héricourt avec le sang de chien contre le staphylococcus pyosepticus et contre le bacille de Koch, celles de M. Bouchard avec le sang du même animal contre la maladie pyocyannique. Enfin celles de MM. Bertin et Picq avec le sang de chèvre contre la tuberculose.

Dans tous ces cas les expérimentateurs ont employé le sang d'animaux réfractaires par eux-mêmes et non vaccinés.

Pour d'autres, les toxines (quelle que soit d'ailleurs leur nature), ne sont pas préformées chez l'animal.

Chauveau, Roux et Chamberland croient que l'immunité doit être attribuée à une substance soluble laissée dans le corps par la culture du microbe pathogène.

Bouchard, Charrin, montrent que les lapins atteints de la maladie pyocyanique renferment des matières vaccinales et que ces matières sont très abondantes dans les urines comme pouvaient déjà le faire pressentir les recherches de M. Bouchard sur l'élimination des matières vaccinales par les urines.

D'après eux, les microbes secrètent des matières morbifiques et d'autre part des matières vaccinantes.

Ainsi pour ces auteurs la substance bactéricide est un produit d'origine microbienne.

D'autres pensent qu'il se fait en présence du microbe une transformation cellulaire et une élaboration de produits nouveaux sous l'influence du bacille et que ce phénomène se produirait à chaque nouvelle injection de culture; c'est l'opinion d'Emmerich et Di Mattei. Ils font remarquer que si la toxine existait toute formée dans l'organisme tous les tissus en seraient également imprégnés, chose qui n'existe pas.

Gamaleia et Hankin se sont rangés à cette théorie et ils attribuent la fièvre réactionnelle qui parfois accompagne l'inoculation charbonneuse chez la poule et le chien, à une production de protéides défensives.

On sait, et MM. Richet et Héricourt l'ont bien mis en lumière pour la tuberculose, que le sang de chien à qui on a fait des inoculations tuberculeuses a des propriétés bactéricides plus intenses que celles du sérum d'un chien non inoculé.

Fodor, Flügge, Gamaleia ont montré que si on fait à un animal réfractaire, le lapin par exemple, de nombreuses inoculations charbonneuses, l'animal réagit bien d'abord, puis finit par succomber au charbon ce qui serait dû à la perte de ses protéides défensives.

Enfin dans le cas souvent cité de Nocard la chèvre, après avoir reçu une injection bacillaire par la veine jugulaire ne devient tuberculeuse qu'après avoir contracté la maladie dite noir museau.

Pour nous, nous admettrons des protéides toutes formées dans le corps de certains animaux. L'objection d'Emmerich et Di Mattei, déclarant que si ces toxines étaient préformées dans le corps de l'individu on devrait les trouver dans tous les tissus, est facile à réfuter; il suffit en effet d'étudier les divers organes pour se convaincre que leur composition chimique est loin d'être identique. La myosine, l'osséine, etc., sont diversement répandus dans l'économie, pourquoi n'en serait-il pas de même des toxines?

D'autre part, il faudrait voir dans l'immunité de la chèvre, du chien, etc... une lutte continuelle avec le microbe, une formation à jet continu de substances protéiques. Ce qui reviendrait à admettre une simple transformation des substances contenues dans du sang d'un animal réfractaire; soit par combinaison avec des produits microbiens, soit par action de présence du microbe. Ceci est possible, mais éloigne la question sans la résoudre, car il faut nécessairement arriver à se demander quelles sont les substances contenues dans le sang qui donne ainsi naissance aux toxines et admettre l'existence permanente de ces substances.

A l'appui de cette théorie nous trouvons les observations de Fodor, Flügge, Gamaleia. Pour eux, une injection de sang de chèvre, par exemple, n'agirait chez un tuberculeux que par la rencontre dans l'économie de l'individu injecté, de bacilles de Koch, d'où production de toxine. Ces toxines sont extrêmement actives. Ogata et Jasuhara sont arrivés à conférer l'immunité contre le charbon à des souris avec une seule goutte de sang de grenouille. Ce qui expliquerait comment une petite quantité de sérum de chèvre introduit dans le péritoine d'un lapin pourrait lui conférer l'immunité tuberculeuse.

En tout cas, que l'on admette que les protéides existent toutes formées chez certains animaux, ou que l'on suppose qu'elles ne se développent qu'en présence des microbes, on ne saurait nier que les inoculations augmentent les propriétés bactéricides de l'animal vacciné.

Les toxines existent-elles chez tous les êtres? Il est probable que non; mais ce qui est certain, c'est que les animaux en possèdent plus ou moins suivant leur race, et que cette quantité varie avec les maladies antérieures de l'individu.

MM. Richet et Héricourt ont montré que les produits solubles des cultures tuberculeuses sont inoffensifs quand on les injecte chez des lapins sains et qu'elles sont très toxiques pour des animaux déjà tuberculeux.

Rapprochant ces faits de ceux de Fodor, de Nocard, de Flügge, nous émettrons l'hypothèse que, d'une manière générale, les maladies prédisposantes agiraient en détruisant les principes bactéricides.

A l'expression vague de création d'un locus minoris resistantiæ il faut substituer celle de diminution des toxines et c'est de cette façon, par exemple, qu'elles agiraient pour la tuberculose, la rougeole, la maladie bleue, etc...

En résumé, nous sommes tous disposés à voir dans les maladies dites prédisposantes une action chimique, amenant la destruction des protéïdes et par suite la diminution ou la disparition de la propriété bactéricide de l'individu.

Nous avons l'espoir qu'un jour ces toxines pourront être isolées, leurs propriétés étudiées et qu'elles deviendront d'un maniement facile. Voyant les magnifiques progrès réalisés par la chirurgie depuis l'emploi des antiseptiques minéraux et végétaux, nous pensons qu'une fois les antiseptiques animaux entrés dans la pratique médicale, grâce à leur innocuité dans les tissus, nous aurons enfin des agents capables de détruire les microbes sans nuire à la santé du malade, et que dans un avenir prochain on ne pourra plus dire comme M. le Professeur Jaccoud au congrès de Copenhague que la thérapeutique anti-tuberculeuse n'a bénéficié en rien de la découverte de l'origine microbienne de cette maladie.

Quoiqu'il en soit, le principe anti-tuberculeux, si tant est qu'il soit unique, n'a pu être encore isolé et nous sommes forcés d'injecter avec lui le sang de l'animal. Aussi une question se présente naturellement à l'esprit : Dans quelle partie du sang existe la toxine? Est-ce dans le sérum, est-ce dans les globules?

Il est évident que son existence dans le sérum en rendrait l'application plus aisée et nous pensons avec la majorité des auteurs que c'est bien dans le sérum qu'il réside. Nous n'irons pas jusqu'à prétendre avec Gamaleïa et quelques auteurs que les globules entravent l'action des protéïdes. Il nous a été donné d'assister à des faits trop démonstratifs pour venir nier ici l'action du sang entier.

Néanmoins, nous basant sur les expériences si nombreuses entreprises en France et à l'étranger, et sur l'impossibilité démontrée, par MM. Bertin et Picq, de cultiver le bacille de Koch dans le sérum des caprins et sur les résultats obtenus par MM. Bertin, Picq et Chénot au moyen des injections de sérum de bovidés contre la morve, nous pensons que c'est dans le sérum qu'existent les principes bactéricides.

En résumé nous admettons que :

1° Le sang agit par des substances bactéricides inconnues: toxines? protéides? leucomaïnes?

2° Que ces substances peuvent exister toutes formées dans l'économie; ou provenir d'une transformation de ces substances sous l'influence du microbe;

3° Qu'elles sont rendues plus actives par des inoculations virulentes.

4° Que ces substances sont en plus ou moins grande quantité suivant les races et les individus;

5° Que c'est à leur disparition qu'est dûe la perte de l'immunité;

6° Enfin qu'on les rencontre particulièrement dans le sérum.

II

L'injection, ou plus exactement la transfusion de sang comme moyen curatif de l'anémie remonte à une époque déjà lointaine; mais ce n'est que de nos jours que l'on a osé transfuser à l'homme le sang d'un animal.

Admise et pratiquée à l'étranger pour les cas les plus divers, la transfusion de sang humain n'est entrée que difficilement dans la prâtique médicale française ; elle avait rencontré de nombreux détracteurs. On avait limité et bien défini ses indications, et malgré le perfectionnement de l'outillage diminuant la mortalité de l'opération, la difficulté de se procurer du sang humain en restreignait encore l'usage.

Pour éviter les dangers de la transfusion veineuse, on inventa la transfusion péritonéale et la transfusion sous cutanée.

Ne pouvant dans tous les cas se procurer du sang humain, on fabriqua des sérums; on injecta du lait et enfin on eût recours au sang des animaux.

M. le Professeur Hayem a consacré une leçon magistrale aux avantages et aux inconvénients des divers modes de transfusion. Nous ne nous étendrons pas sur cette question; mais on nous permettra de faire quelques remarques au sujet de la méthode sous cutanée. Ce mode de transfusions mis en honneur par Ziemssen (1884-85), qui lui a consacré des publications nombreuses, était connu depuis quelques années. Dès 1880, Casse en avait parlé pour démontrer qu'elles sont inefficaces et dangereuses; c'est cependant à Ziemssen que nous ferons remonter cette méthode, car, le premier il l'a étudiée, en a posé les principes et en un mot l'a rendue scientifique. Aussi voit-on de nombreuses transfusions se faire par cette voie, nous allons en citer quelques cas.

Langlet (1885) fait à des tuberculeux des injections de sang de lapins.

Luton (1885) parle de la transfusion hypodermique, il se sert du sérum et déclare que ce procédé offre tous les avantages de la transfusion intravasculaire sans en avoir les inconvénients.

Silberman (1886) emploie le procédé de Ziemssen et lui doit 2 succès chez deux anémiques.

Il est aisé de comprendre que la voie vasculaire devait cependant conserver les préférences; en effet, il est plus facile d'injecter par ce procédé une grande quantité de sang ou de sérum, et comme on ne cherchait dans la tranfusion qu'une augmentation de la masse sanguine et une action dynamogène, la voie sous cutanée était peu employée. Mais pour nous qui voyons dans le sérum ou le sang une action bactéricide due à des toxines et qui, d'autre part, connaissons la puissance de ces toxines (une goutte de sang conférant l'immunité charbonneuse à une souris), la voie sous cutanée, en raison de son innocuité nous semble préférable. Loin de nous de repousser la transfusion : mais, nous ferons remarquer qu'elle n'est pas sans danger, surtout avec le sang entier.

Hasse qui l'a surtout pratiquée a eu des décès du fait même de l'opération. Paul Schliep (1874) injecte du sang de mouton à un malade. Celui-ci faillit succomber. En 1883, Hiller pratique une transfusion de sang d'agneau; son malade meurt le soir même.

Le Dr Bompard, médecin de l'hôpital de Vitry, injecte 40 gr. de sang de chèvre à l'aide du transfuseur Collin. Immédiatement le visage de l'opéré se cyanose, sa respiration devient haletante, le pouls petit, une sueur froide inonde son visage, puis le calme se rétablit et le malade rend un litre d'une urine presque noire.

D'autres cas suivis de mort ont également été signalés.

M. Lepine a défendu avec talent les transfusions de sérum; néanmoins, malgré ces belles observations, nous préférons avec MM. Richet, Héricourt, Verneuil, Bertin pratiquer à des intervalles plus ou moins rapprochés des injections sous-cutanées absolument inoffensives, que de faire courir au malade les dangers d'une transfusion toujours difficile à renouveler.

La difficulté de se procurer du sang humain avait amené la création de sérums artificiels. On connait la composition de la plupart de ces sérums. Leur valeur relative, leurs indications thérapheutiques ont été étudiées avec un soin tout particulier par M. le professeur Hayem qui les a employés dans le choléra (1).

(1) On trouvera dans l'Index Catalogue à l'article « Blood » des indications sur les divers procédés de transfusion.

On pensa également à injecter du lait. En 1878 et 1879, Brown-Séquard étudie l'action dynamogène de ce liquide et préconise son emploi.

Les années 1884 et 1885 sont remplies de travaux à ce sujet par suite de l'invasion du choléra.

Enfin nous arrivons aux injections de sang d'un animal. Les théories de Landois ne lui étaient guère favorables : « Les globules du sang injecté sont détruits, et empêchent même la production des globules humains. »

Albertoni se demande si la transfusion est une greffe sanguine ? Oui, dit-il, si l'animal est de même espèce. — Non, si l'animal est d'espèce différente et il ajoute que dans ce cas la transfusion est plutôt nuisible. Néanmoins quelques cliniciens obtenaient de beaux succès avec la transfusion animale. En 1874, Hasse de Nordhausen faisait à 5 phtisiques des injections intravasculaires de sang d'Agneau (animal réfractaire), on nous permettra d'en citer les résultats en quelques mots, car ils concordent entièrement avec ceux relatés dans nos observations.

Ces résultats, dit Hasse, ont été étonnants : *il y a eu diminution considérable de la toux et de l'expectoration, cessation de la fièvre hectique, réveil de l'appétit et des forces* à tel point que les malades *purent quitter le lit* et reprendre *leurs occupations après avoir été dans l'état le plus misérable*. Les *signes stéthoscopiques révélaient aussi une grande amélioration*. En 1875 Théodore Williams opérant dans les mêmes conditions observe de l'urticaire et une *diminution très notable* de *l'induration pulmonaire*.

Ces améliorations sont naturellement mises sur le compte de l'action dynamogène du sang.

En 1876, Paul Berger après avoir donné une excellente bibliographie et étudié les conditions de formation et de destruction des globules, conclut que les injections de sang d'agneau sont dangereuses et il se félicite que l'on ne se soit pas servi du sang de chien,car il dissout une grande quantité de globules humains.

Les idées de l'époque sur la valeur de la transfusion et ses indications nous semblent bien résumées par Panum, 1877 : « La seule indication vraiment rationnelle pour la transfusion est le défaut d'une quantité suffisante de globules rouges du sang, capables de se combiner avec l'oxygène atmosphérique, et de rendre cet oxygène aux tissus qui en ont besoin pour leurs fonctions. »

Ces quelques considérations suffisent à nous montrer que malgré les observations de Hasse et de Williams, nul ne songeait à l'existence de principes bactéricides dans le sang des divers animaux.

Le 29 octobre 1888, première communication de MM. Richet et Héricourt sur le Staphylococcus pyosepticus.

Le 5 novembre, après avoir démontré qu'une transfusion péritonéale de sang de chien faite à des lapins, est sans danger si on ne dépasse pas 70 grammes pour des lapins de 2 kil., ils annoncent qu'une inoculation de ce sang faite à des lapins, leur confère l'immunité contre le Staphylococcus pyosepticus. Ils ajoutent que cette action est encore plus évidente quand le chien est pyosepticisé (1).

Une nouvelle science venait d'être créée.

De tels faits ne pouvaient passer inaperçus.

(1) Comptes rendus de l'Académie des sciences.

MM. Richet et Héricourt annoncent qu'ils vont faire porter leurs recherches sur divers microbes, notamment celui de Koch, et dès lors ils publient une série de faits démontrant que l'infusion péritonéale de sang de chien à un lapin lui donne une certaine immunité contre la tuberculose et M. Duval dans la *Revue des Sciences médicales* (1890) conclut ainsi : « Bien que les lapins transfusés aient fini par devenir phtisiques, l'expérience démontre que l'évolution de la tuberculose a été chez eux de beaucoup retardée. » En effet, sur 43 lapins, 24 témoins et 19 tranfusés inoculés avec des cultures tuberculeuses ; on constate, au bout de deux mois huit morts chez les témoins et deux seulement sur les transfusés.

Prenant 100 comme poids moyen d'un lapin, on constate qu'il atteint 125 chez les transfusés et 80 seulement chez les témoins (Société de Biologie, 2 mars 1890) (1).

En janvier 1890, MM. Richet et Héricourt transfusent à trois lapins le sang d'un chien tuberculeux. En novembre 1890, ces lapins sont encore vivants et bien portants, tandis que deux témoins sur trois ont succombé (2).

Les inoculations avaient été faites avec la tuberculose aviaire.

Leurs recherches se multiplient, M. le professeur Verneuil injecte à des tuberculeux du serum de chien et constate des améliorations. M. le professeur Lépine de Lyon obtient de beaux succès cliniques avec le sérum des caprins.

Le 7 juin 1890, MM. Bouchard et Charrin annoncent que si on injecte dans le péritoine de lapins (26 à 32 grammes par

(1) De Laborie : Etude sur le Serum (Thèse de Paris, juin 1891).

(2) *Gazette Médicale* : Etude sur la tuberculose, 2e et 3e année.

kil.) du sang de chien, animal dont la résistance au bacille pyocyannique est très prononcée, on voit ces lapins transfusés vivre trois à quatre jours de plus que les lapins témoins.

MM. Bertin, Picq et Chénot démontrent que le sang des bovidés réfractaires à la morve injecté à la périphérie des ulcères chancreux de la morve inoculée aux cobayes arrête chez ces derniers l'évolution bacillaire, amène la cicatrisation de ces ulcères virulents et s'oppose à l'infection.

MM. Berhing et Kitasato provoquent l'immunité pour le tétanos et la diphtérie chez les lapins et les souris en leur transfusant le sang d'animaux réfractaires par des vaccinations préalables.

Enfin, MM. Ogata et Jasuhara ont démontré que beaucoup d'animaux réfractaires au charbon, tels que les rats blancs, les chiens, les grenouilles possédaient un sang bactéricide pour le bacille anthracique et qu'il suffisait d'injecter ou de transfuser une petite dose de ce sang à des animaux susceptibles de prendre le charbon, pour leur conférer l'immunité (1).

Depuis, d'autres savants sont venus se joindre aux premiers expérimentateurs, ceux-ci ont multiplié leurs recherches ; chaque jour, de nouvelles expériences viennent confirmer et développer les premières.

Nous ne nous étendrons pas davantage sur ces diverses recherches, nous ne voulons point donner une vue d'ensemble des expériences entreprises jusqu'à ce jour en France et à l'étranger, mais simplement apporter notre modeste contribu-

(1) Des injections de serum ont été faites par M. le Professeur Fournier contre le lupus et la cachexie syphilitique et par M. le Professeur Pinard contre la tuberculose péritonéale et la débilité congénitale. Ces injections ont été suivies d'excellents résultats.

tion à cette vaste doctrine et nous nous contenterons de mettre en lumière les faits qu'il nous a été donné d'observer et d'étudier, tant au laboratoire, qu'à l'hôpital, avec notre excellent maître M. le Dr Bertin.

III

Sans avoir eu connaissance des travaux de MM. Richet et Héricourt, et partis de la prophylaxie de la tuberculose, MM. Bertin et Picq devaient arriver aux mêmes conclusions, et au même mode de traitement que les premiers expérimentateurs. Leurs recherches ont porté sur trois points principaux : 1° prophylaxie de la tuberculose par l'emploi du vaccin de chèvre ; 2° Expériences sur des lapins, démontrant ; *a.* que le sang de chèvre transfusé confère à l'animal injecté une véritable immunité ; *b.* que ce sang peut même produire une immunité curative ; 3° enfin, application de leur méthode à la thérapeutique humaine.

Nous suivrons le même ordre qui est d'ailleurs l'ordre chronologique et nous montrerons comment de déduction en déduction, MM. Bertin et Picq, partis de la prophylaxie devaient nécessairement arriver au traitement de l'affection même.

Recherchant et passant en revue les causes si diverses et

si nombreuses de la contagion tuberculeuse, ils avaient accusé la vaccination. L'observation si nette de Toussaint était bien faite pour attirer leur attention sur ce sujet. On sait combien les travaux de Toussaint ont été discutés. Acker déclara que la tuberculose n'était pas transmissible de cette manière. M. le professeur Strauss pense que ce mode de transmission est peu probable. D'autres auteurs sont plus affirmatifs encore, et dans son remarquable traité de la phtisie, M. le professeur Sée, s'appuyant sur l'autorité de Nocard et sur les travaux de Lothar Meyer de Berlin, nie complètement la tuberculose vaccinale.

Cependant, MM. Chauveau et Josserand vaccinent sept cobayes avec du liquide recueilli sur un taureau tuberculeux et assistent à la formation d'un noyau tuberculeux sur un des points injectés. Les organes de ce cobaye sont absolument sains et il n'y a pas de bacilles. Ils en concluent que le danger de la tuberculose par le cowpox est *à peu près nul*, néanmoins le doute est entré dans leur esprit, car ils ajoutent qu'il est bon d'abattre l'animal avant de se servir du vaccin.

Enfin, le docteur Lennander rapporte le cas suivant : Un étudiant en philosophie, âgé de trente-cinq ans est porteur de lésions tuberculeuses cutanées au bras droit, lesquelles, d'après les renseignements fournis par la mère du sujet, étaient survenues à la suite d'une première vaccination datant de l'enfance, et s'étaient peu à peu étendues à tout le membre supérieur.

Pour nous, des expériences négatives ne sauraient infirmer des faits positifs, nous croyons que maintenant l'attention est attirée de ce côté, les observations de tuberculose vaccinale se multiplieront et que d'ailleurs, même en les regardant comme exceptionnelles, on doit en tenir compte, s'entourer de précautions, chercher à les éviter; ce qui est facile, car la chèvre est un bon vaccinifère.

Du temps de Jenner, le Dr Valentine avait démontré qu'il était possible de vacciner la chèvre et, avec le vaccin fourni par elle, de pratiquer des inoculations. MM. Heydeck, de Madrid, Chenneaux Dubuisson, du Calvados, Trasbot, s'en sont servis avec succès. Les inoculations pratiquées par M. le Dr Bertin ont pleinement réussi. M. Hervieux a repris leurs expériences, et je ne saurais mieux faire que de résumer les conclusions de son rapport. Pour lui, les avantages de ce sujet vaccinifère sont : propreté, douceur, économie, sobriété de l'animal, nul danger de *syphilis* et de *tuberculose*. Les inconvénients seraient : l'insuffisance du nombre des chèvres et la petite quantité de pustules que fournit chacune d'elles.

Au point de vue théorique et scientifique, pour M. Hervieux comme pour nous, le vaccin des caprins s'impose, les seules objections qu'il lui adresse sont d'ordre pratique. Evidemment ce côté dans une question comme celle de la vaccine ne peut être négligé, nous ne contestons point la justesse de ces observations; mais nous avons tout lieu de croire que dès que la chèvre sera choisie comme vaccinifère, l'élevage en sera fait en grand par suite des bénéfices qu'on pourra en retirer.

L'immunité de la chèvre vis-à-vis de la tuberculose a été niée par certains auteurs, on nous permettra donc de discuter l'observation de Nocard, car c'est sur elle qu'ils s'appuient pour édifier leurs théories.

Le sujet fut inoculé en 1885 par la veine jugulaire et ce n'est qu'en 1890 qu'il meurt tuberculeux; à la suite de fatigues de toute sorte et après une atteinte de la maladie dite : le noir museau.

Aussi M. Nocard fait-il suivre cette observation des réflexions suivantes : « La chèvre après comme avant mon observation reste de tous les animaux domestiques que nous connaissons, le *moins apte à contracter la tuberculose.*

« Je ne crois pas qu'il existe un fait authentique de chèvre spontanément tuberculeuse; je veux dire, devenue tuberculeuse dans les conditions ordinaires de la vie et l'observation que je viens de signaler montre que même dans les conditions expérimentales les plus redoutables, elle contracte très difficilement cette maladie. »

Le chien et le mouton regardés à juste titre comme peu sujets à contracter la tuberculose, ne sauraient être comparés à la chèvre.

Les cas de tuberculose expérimentale et même spontanée chez le chien ne sont pas rares et nous avons déjà relaté les expériences de MM. Richet et Héricourt, le tuberculisant pour augmenter la puissance bactéricide de son sang.

On a également constaté la phtisie chez des moutons. Aussi nous pensons comme Nocard que la chèvre est l'animal le moins apte à contracter la tuberculose.

Si la chèvre est un animal réfractaire au bacille de Koch, c'est qu'elle possède dans ses liquides organiques une substance quelconque capable de s'opposer à la pullulation de ce bacille. Pour bien mettre ce fait en lumière, MM. Bertin et Picq entreprennent des cultures de bacille de Koch dans différents sérums, tous les tubes sont remplis le même jour, mis dans le même autoclave et en un mot dans des conditions identiques. De magnifiques colonies se développent dans le sérum des bovidés, tandis que le sérum des caprins reste absolument indemne.

Restait à savoir si cette immunité des caprins pour la tuberculose pouvait être communiquée à une autre espèce. Le lapin, animal éminemment sensible au bacille de Koch est choisi pour ces expériences.

En janvier 1890, MM. Bertin et Picq, tuberculisent huit lapins de 9 à 10 mois, par injections intrapéritonéales, de produits tuberculeux dans lesquels la présence du bacille a été constatée par le procédé de M. Martin Herman de Liége.

Trois jours après, ils procèdent sur 3 de ces lapins à une transfusion de sang de chèvre en mettant en communication la jugulaire de celle-ci avec l'auriculaire du lapin.

Deux lapins succombent pendant la transfusion. Le troisième pèse en septembre 3 kilgs 150, il pesait 2 kilgs 350 en janvier.

Les 5 lapins témoins meurent de tuberculose généralisée dans une période de 50 à 60 jours.

Le 15 mars 1890, deux lapins sont inoculés à l'oreille et dans la cavité péritonéale avec des crachats de phtisiques. L'un de ces animaux reçoit aussitôt 5 grs. de sang de chèvre, chez l'autre, cette transfusion n'est faite que le 19 mars.

Tous deux sont sacrifiés le 29 septembre.

Le premier n'a aucune lésion tant macroscopique que microscopique. Le second qui a eu deux abcès aux points d'inoculations, présente un noyau induré avec trainée lymphatique contenant du pus.

L'examen de ce pus par le procédé d'Erlich démontre l'absence de bacilles. Enfin on trouve à la partie antérieure du poumon droit 6 granulations absolument crétacées de la grosseur d'une tête d'épingle.

Le 29 septembre 1890 nouvelle série d'inoculations tuberculeuses, par la voie intrapéritonéale et sous cutanée, pratiquées sur 16 lapins, malheureusement la plupart meurent de septicémie ou s'étranglent avec leurs colliers dans les jours qui suivent l'inoculation, et il ne reste que 4 sujets.

Le premier sacrifié le 18 octobre 1890 a déjà perdu 310 gr. les poumons sont sains, mais il a des nodules tuberculeux abdominaux, les ganglions inguinaux sont envahis. L'examen bacillaire est absolument affirmatif et une injection critère à un autre lapin vient confirmer le diagnostic (1).

Le 2e lapin témoin présente des lésions identiques et bien que l'examen microscopique ne puisse laisser de doute, une injection critère est faite ; le résultat est des plus concluants (2).

Le 3e animal inoculé le 29 septembre avait reçu le même jour 5 grammes de sang de chèvre à l'aide du transfuseur Collin. Il est sacrifié le 5 novembre (37 jours après la transfusion).

On ne trouve aucune lésion, pas de bacilles. Le point d'inoculation est induré, sclérosé, crie sous le scalpel. La terminaison heureuse du tubercule d'inoculation est une preuve de plus de la valeur bactéricide du sang de chèvre.

Le dernier lapin inoculé et transfusé le même jour que le

(1 et 2) L'autopsie de ces lapins a été faite par M. le Dr Bertin en présence des élèves qui suivaient les leçons qu'il a consacrées à la tuberculose pendant son cours d'hygiène.

précédent est également sacrifié le 5 novembre. Il a augmenté de 200 grs. Les organes sont absolument sains. Au point d'inoculation : légère induration sans bacille, pas de lymphangite, pas de ganglions inguinaux.

Le 29 septembre 1890, 6 lapins reçoivent une injection intrapéritonéale de 2 grammes de crachats riches en bacilles.

Deux de ces lapins sont conservés comme témoins.

Trois sont transfusés le jour même de l'inoculation. Le dernier n'est transfusé que 12 jours après. Le 5 novembre, ces lapins sont sacrifiés. Les témoins présentent tous les caractères de la tuberculose abdominale avec bacilles nombreux.

Chez les transfusés, pas de lésions, pas de bacilles, chez un cependant, on découvre quelques cysticerques.

Le dernier lapin qui n'avait été transfusé que 12 jours après l'inoculation, avait déjà perdu en ce moment 170 grs, ce qui indiquait un début de tuberculose, succomba le 5 novembre. Soit 26 heures après l'injection tuberculeuse et 24 après la transfusion.

A l'autopsie rien du côté des poumons, pas de lésions bacillaires. Le foi est criblé de taches blanchâtres qui doivent être attribuées aux cysticerques pisiformes que l'on trouve également dans le mésentère.

Absence totale de bacilles au point d'inoculation.

En résumé :

Tous les lapins témoins ont succombé à la tuberculose.

Chez les lapins transfusés le jour même de l'inoculation, pas de lésions pas de bacilles.

Chez les lapins transfusés quelques jours après, arrêt et guérison de la tuberculose.

MM. Bertin et Picq concluent en ces termes : Le sang de

chèvre transfusé détermine, chez les lapins inoculés par des produits tuberculeux, un état bactéricide, grâce auquel les organismes résistent à l'invasion du bacille, quand la transfusion a eu lieu en même temps que l'inoculation et si, au contraire, la transfusion est postérieure à l'inoculation, elle permet à ces mêmes organismes de triompher, alors même que es bacilles ont déjà commencé leur action destructive.

« Cet état bactéricide, obtenu chez nos animaux par la transfusion du sang de chèvre ne pourrait-il pas également être obtenu chez les phtisiques? Ce sang d'un animal réfractaire à la tuberculose, ne pourrait-il pas jouer chez l'homme le rôle d'un vaccin, ou tout au moins, dans le cas d'une invasion bacillaire arrêter comme chez les lapins la marche de ces micro-organismes et conférer une immunité curative? »

Les faits précédents pourraient le faire croire et nous sommes tout préparés à appliquer cette transfusion sur les premiers phtisiques qui voudront bien s'y soumettre.

M. le Dr Bertin ne devait pas attendre longtemps. Le *4 novembre 1890*, un malade se présente, résolu à subir la transfusion de sang de chèvre. Craignant un accident mortel, on substitue à la transfusion l'injection sous-cutanée. Tous ces détails sont d'ailleurs relatés dans l'observation n° 1 que MM. les Drs Bertin et Simoneau ont bien voulu nous communiquer. Voici du reste comment ont été pratiquées toutes ces injections :

1° Lavage antiseptique des instruments. Une modification très heureuse apportée à la seringue de Pravaz par MM. Bertin et Picq permet de démonter entièrement le piston et de désinfecter une à une les rondelles qui le composent.

2° Lavage de la région où doit être faite l'injection.

D'une manière générale, choisir la région fessière, cependant des irrigations locales de sang de chèvre paraissent utiles surtout dans le lupus.

3° Saignée de la chèvre à la jugulaire, soit à la lancette, soit à la flamme.

4° Recueil du sang dans un verre aseptique.

5° Injection de ce sang. Ziemssen qui, ainsi que nous l'avons dit, s'est particulièrement occupé des injections sous-cutanées de sang et de sérum pose les principes suivants : Faire l'injection lentement. — Ne pas dépasser 25 centimètres cubes. — Aller dans le sens de la circulation veineuse.

Nous ne pouvons qu'approuver ces propositions, et nous dirons même que 25 centimètres cubes, nous paraissent une quantité considérable.

MM. Bertin et Picq n'injectent que 15 grammes à la fois, quand cette dose a été dépassée la douleur a été vive, la tuméfaction intense, l'absorption plus difficile. Ces inconvénients, que l'on trouvera relatés dans les observations 17 et 27, ont été également signalés par M. le Dr Lépine.

6° Obturer l'orifice avec du collodion et du coton hydrophile.

7° Laisser reposer le malade pendant quelques heures.

Le nombre de phtisiques traités par cette méthode est déjà considérable, notre savant maitre se propose de publier l'observation de chacun d'eux en temps et lieux. Pour nous, nous nous contenterons d'exposer l'histoire de ceux que nous avons suivis et auscultés à l'Hospice Général.

OBSERVATION I

RECUEILLIE PAR M. LE Dr SIMONEAU, MÉDECIN DU CHEMIN DE FER D'ORLÉANS

Très grande amélioration. — Guérison jusqu'à ce jour.

M. S....., malletier, âgé de trente-quatre ans, demeurant à Nantes, était en apparence d'une constitution forte et vigoureuse : blond, gros et grand ; le 10 avril 1889 il fut pris, sans cause appréciable, de fièvre avec frissons, point de côté excessivement douloureux au-dessous du sein gauche et toux quinteuse.

Le 11 janvier, je trouve le malade en proie à une fièvre très intense avec une dyspnée assez considérable et de la toux sans aucune expectoration.

La percussion dénotait une matité absolue dans les 2/3 inférieurs du poumon gauche. En arrière, le tiers supérieur paraissait normal comme sonorité. La matité s'étendait beaucoup moins en avant. A l'auscultation on trouvait au niveau de la matité une respiration soufflante et obscure sans aucun râle. Au sommet les bruits respiratoires paraissaient un peu exagérés, mais sans autre phénomène anormal.

Diagnostic : — Pleurésie sans épanchement.

Traitement : — Vésicatoire-infusion de feuilles de digitale.

Le lendemain douleur et dyspnée moins vives, mais vers le quatrième jour on constate la présence d'un épanchement. Égophonie, absence du murmure respiratoire.

Depuis ce moment la maladie évolue lentement avec des alternatives de fièvre qui dure plusieurs jours et avec des sueurs d'une abondance exceptionnelle.

A partir du 20 avril 1889, la convalescence commence, l'appétit renait, mais le malade a beaucoup maigri, il conserve une petite toux sèche. L'épanchement a cependant disparu, la respiration est seulement un peu sourde.

Au mois de mai 1889, il reprend ses forces et un peu d'embonpoint et au mois de juin il reprend son travail et je cesse de le visiter.

Malgré toutes mes investigations il m'a été impossible de déterminer la cause de cette pleurésie, cependant une sœur du malade étant morte de tuberculose pulmonaire, j'avais pensé à une poussée tuberculeuse ayant provoqué cette inflammation.

Au mois d'Octobre 1889, mon examen ne me permit pas de constater de signes morbides dans le côté qui avait été malade.

Une année se passe alors sans amener de troubles bien sérieux dans la santé de M. S.... qui, cependant, n'avait pas retrouvé toutes ses forces tout en continuant à travailler, lorsque le 5 octobre 1890, il fut pris brutalement d'une hémoptysie très abondante.

M. le Dr de la Lyraie qui le vit ce jour-là un peu avant moi, lui fit appliquer au sommet du poumon gauche un vésicatoire, car il avait trouvé dans ce point des signes de congestion pulmonaire. Le traitement fut ensuite institué : potion d'ergotine avec injection sous-cutanée d'ergotine.

Le 6 octobre, l'état du poumon gauche était le même, mais après quelques heures d'interruption les crachats étaient redevenus sanguinolents. Le soir, le côté droit examiné présentait un peu de matité vers la partie moyenne, toux fréquente, respiration courte et accélérée et un peu de fièvre.

Le 8 octobre apparaissent des râles fins au sommet du poumon droit, matité à la base, vésicatoire.

Du 10 octobre aux premiers jours de novembre, légère amélioration, retour des forces et de l'appétit, mais comme l'auscultation des sommets laisse toujours entendre des bruits anormaux et inquiétants dans tout le côté droit, je fais des applications nombreuses et répétées de pointes de feu.

Le 15 novembre il est repris, malgré ce traitement, de douleurs très violentes dans le côté droit, et le 26 novembre, je le vois avec la Dr Bertin et nous pûmes constater des râles de craquements, fins et humides, dans tout le côté droit, surtout au sommet, fièvre intense. Les crachats verdâtres abondants sont examinés au microscope et on y constate la présence de *nombreux bacilles*. Son poids était à ce jour de 149 livres 50 grammes.

Mon diagnostic du premier jour se trouvait donc affirmé :

1° Pleurésie d'origine tuberculeuse ;

2° Deuxième poussée tuberculeuse à droite avec ramollissement du sommet.

Réflexions. — En présence de l'affirmation donnée par l'examen microscopique des crachats que nous conservons toujours au laboratoire comme pièce à conviction, nous décidâmes, en présence de l'autorisation accordée par le malade, d'opérer une transfusion de sang de chèvre suivant les conditions établies dans nos précédentes expériences sur les animaux, et le 4 novembre en présence de MM. Picq et Chénot, vétérinaires, de M. le Dr Simoneau, nous étions décidés à pratiquer cette transfusion.

La chèvre avait été amenée, le sang sortant de la jugulaire ouverte par M. Picq était reçu dans le transfusoire Colin. L'ouverture de la veine du pli du coude allait être faite, lorsque la possibilité d'un accident mortel causé, soit par une embolie, soit par l'action des globules étrangers sur les globules humains, nous arrêta; et nous ne crûmes pas, en nous rappelant les nombreux accidents causés par la transfusion intra-veineuse, par les modifications subies par les globules humains au contact des globules étrangers avoir le droit de tenter cette opération suprême.

Alors, malgré la pensée inspirée par cette donnée physiologique que le sang extravasé devait immédiatement se coaguler, nous prîmes le trocart de transfusion et au lieu de l'introduire dans la veine nous l'enfonçâmes assez profondément dans le tissu sous-cutané et musculaire de la cuisse région fessière. Grande fut notre surprise. Le sang ainsi poussé lentement par la seringue du transfuseur à une dose de 15 à 20 grammes, fut aussitôt resorbé sans laisser de traces de son passage, en ne produisant ni ecchymose, ni coagulum.

La transfusion s'était donc faite aussi rapidement que si elle avait eu lieu de veine à veine.

Alors pourquoi exposer un malade à des accidents graves et peut-être mortels, puisque par une injection sous-cutanée nous obtenions des effets identiques à ceux d'une tranfusion intraveineuse, c'est-à-dire la résorption prompte et rapide d'une notable quantité de sang fraîchement retiré de la jugulaire de l'animal réfractaire.

C'était la première fois qu'une transfusion dans ces conditions et pour le but indiqué avait été faite à l'homme. M. le Dr Laborde voulut bien la relater dans une communication faite en notre nom, à la *Société de Biologie*, le 20 décembre 1890.

Résultats. — Cette injection ne fut pas très douloureuse, et ne s'accompagna d'aucune réaction fébrile, car le soir même la température ne s'éleva pas à plus de 37° 3 et depuis ce jour jusqu'au 11 décembre la température prise le matin et le soir n'éprouva aucune oscillation.

Depuis ce moment le malade n'a plus de fièvre, l'appétit est meilleur, il tousse peu et rend seulement 5 à 6 crachats. Le 5 janvier il pesait 155 livres et avait donc augmenté du poids de 6 livres en 50 jours.

Injections répétées le 22 décembre, le 27 février, le 10 mars, depuis ce moment plus d'injection, vu l'amélioration incontestable de son état il est examiné le 27 juin..... par M. le Dr Simonneau qui m'a donné la note suivante : S..... n'a plus de fièvre, ne crache pas, dort mange — la respiration est un peu obscure, mais on ne trouve pas de râles appréciables, son poids est de 150 livres.

OBSERVATION II

(Personnelle)

Coxalgie suppurée. — Grande amélioration.

L..... Jean, 9 ans 1/2, entré le 30 juillet 1890. *Hérédité* : Mère aliénée — sœur morte de tuberculose pulmonaire. *Antécédents* : Ganglions cervicaux non suppurés aujourd'hui disparus. *Coxalgie gauche* dont le début remonterait à un an. A son entrée à l'hôpital en juillet 1890, la suppuration s'est fait jour en arrière, un stylet introduit dans la plaie mène sur des os dénudés, un commencement de luxation s'est déjà produit. Aussi M. le Dr Raingeard fait à ce malade la résection de la hanche. L'opération et ses suites ne présentent rien de particulier; si ce n'est que les orifices de passage des drains qui sont au nombre de trois : un passant derrière le grand trochanter par l'orifice créé par la suppuration, les deux autres placés aux deux extrémités de la plaie opératoire. persistent à l'état de fistules. — Des injections de sublimé de teinture d'iode, d'éther iodoformé sont inutilement tentées, et l'état local reste absolument le même.

Le 27 janvier 1891, ce malade dont l'état général est excellent est désigné pour subir une injection de sang de chèvre. L'injection de 10 grammes est faite à la région fessière du côté malade. Pas de douleur, ni de tuméfaction; mais poussée d'urticaire le 8e jour. Diminution de la suppuration; une des fistules est fermée le 10e jour.

Une deuxième injection est faite le 23 février, elle est suivie de tuméfaction; pas d'urticaire, toutes les fistules sont cicatrisées le 4 mars, le malade se lève et marche, néanmoins une troisième et dernière injection de 7 grammes cette fois est faite au malade elle est bien supportée et l'enfant retourne chez lui le 19 avril complètement guéri. Le traitement général a consisté en huile de foie de morue à la dose de 30 grammes par jour et 60 grammes de vin de gentiane. On s'est abstenu d'injections dans les fistules dès que le traitement par le sang de chèvre lui a été appliqué.

Le poids du malade était de 21 kil. 200 au commencement du traitement la température à 38°, à sa sortie le poids est de 24 kil. 300 et la température oscille autour de 37° 5.

OBSERVATION III

(Personnelle)

Tuberculose pulmonaire au début et fongosités tuberculeuses du gros orteil. — Grande amélioration.

Le Q.. ... Alfred, 7 ans 1/2, pas d'hérédité, entré à l'hôpital le

4 septembre 1890, pour écrasement du gros orteil, le 8 septembre 1890, ablation des débris osseux du squelette du gros orteil.

La plaie résultant et du traumatisme et de l'intervention chirurgicale se couvre de fongosités au commencement d'octobre. On essaie de la modifier par le nitrate d'argent, le citron, le chlorure de zinc et le thermocautère, mais sans résultat. De plus le malade a perdu l'appétit, il a des sueurs nocturnes, une toux sèche, pas d'expectoration.

A l'auscultation. — Submatité du sommet droit, respiration soufflante, expiration prolongée et craquements.

Poids, 19 k. 200. Température 37° 9 à 39° 2.

1re injection de 15 grammes le 23 février à la fesse droite,pas de tuméfaction, urticaire le 1er mars. — Suppression des sueurs.

2e injection de 15 grammes le 4 mars suivie de tuméfaction qui disparait en quelques jours par le repos et des cataplasmes antiseptiques.

Le 7 mars le poids du malade est de 19 k. 500, la température n'a pas dépassé 38° et la plaie bourgeonne.

3e injection de 10 grammes le 22 avril suivie de quelques plaques d'urticaire et d'une douleur assez vive durant 24 heures.

A la fin d'avril la plaie est cicatrisée.

4e Injection de 15 grammes le 13 mai (fesse gauche).

Le 14 mai, le malade est emmené par sa mère; il présente une légère induration à la région fessière gauche. La cicatrice du gros orteil est ferme et solide. Les sueurs nocturnes, la toux ont cessé, la température est normale, le poids de 21 k. 600. Les signes stethoxipiques ont disparu, la respiration est cependant légèrement soufflante à droite.

OBSERVATION IV

(Personnelle)

Tuberculose osseuse

Le M... 16 ans 1/2. *Hérédité.* Père mort tuberculeux, un frère et deux sœurs morts de tuberculose pulmonaire. *Antécédents :* début 3 ans, Tuberculoses osseuses de la main et jambe droite operées par grattage.

Ablation de la diaphyse tibiale à la suite d'une nécrose de cet os ayant présenté le tableau clinique d'une ostéomyelite, grattages successifs pour tuberculoses osseuses de la malléole externe gauche, du coude du même côté et de la jambe droite. L'examen bacillaire a été pratiqué à diverses reprises.

Rentré à l'hôpital en janvier 1891 pour une fistule persistante à la diaphyse tibiale opérée il y a deux ans, ce malade a déjà subi pour sa fistule deux grattages, de nombreuses injections à l'éther iodoformé, la teinture d'iode, le chlorure de zinc.

Poids : 60 k. 300. Température normale.

1re injection 15 grammes à la partie postérieure de la jambe malade et dans la fistule, douleur vive, mais passagère, urticaire le 1er mars ; tuméfaction, mais pas d'abcès.

2e injection le 9 mars, 15 grammes à la région fessière du côté malade. A la suite de cette injection la peau paraît s'enfoncer dans la fistule dont la suppuration est tarie : le malade est pris d'un torticolis qui dure 15 jours.

La cicatrisation de la fistule s'arrête, la suppuration reprend bien que moins abondante qu'auparavant :

Une 3e injection de 15 grammes est faite le 8 avril, pas de tuméfaction, pas d'urticaire ; mais pas de résultats locaux appréciables.

Le malade quitte l'hôpital à la fin d'avril. Poids : 62 kilos.

OBSERVATION V

RECUEILLIE PAR MM. LE RAY ET GASTON

Tuberculose de l'éphiphyse supérieure du Tibia. — Amélioration.

Giff... 6 ans, pas d'hérédité. Atteint de plaies fongueuses situées au dessous du genou et aboutissant à des points dénudés de l'extrémité supérieure du tibia, a été traité successivement à l'hospice général ; puis à l'hôpital de Pen Bron d'où il a été renvoyé au bout de quelques jours (était atteint de pelade). Le début de l'affection remonte à deux ans ; l'enfant a déjà subi deux grattages on sent encore des points dénudés ; mais avant de lui faire subir une autre intervention chirurgicale, M. le Dr Raingeard lui fait faire des injections de sang de chèvre. Etat général bon.

1re injection le 4 mars, 10 grammes à la région fessière du côté malade, 6 jours après violente poussée d'urticaire, pas de tuméfaction, peu de douleur, poids du malade 14 kil. 500.

2e injection, 7 gr. 1/2 le 23 avril, ni douleur, ni urticaire, ni tuméfaction.

3e injection le 13 mai, 10 grammes, empâtement assez prononcé de la région injectée, tissus rouges et douloureux ; cet empâtement traité par le repos et les cataplasmes antiseptiques disparait au bout de 3 jours.

Les plaies ont diminué, la partie osseuse nécrosée devra être supprimée. Le poids actuel est de 15 kil. 600, l'état général excellent ; le malade est toujours en traitement.

OBSERVATION VI

RECUEILLIE PAR MM. LE RAY ET GASTON

Tuberculose intestinale, Mal de Pott. — Amélioration

H..... Eugène, 7 ans, pas d'hérédité. Début en juin 1887. Gibbosité dorsale, paraplégie, vomissements et déjections purulentes. Le malade est traité par le corset de Sayse, les courants continus et intermittents, les pointes de feu, etc.

Il est rétabli en 1889 et marche avec deux béquilles.

Cependant il souffre d'une diarrhée incoercible ayant succédé à ses déjections purulentes. Les purgatifs, le bismuth, l'opium, l'azotate d'argent ont été employés en vain.

A la fin de 1890, la diarrhée est continuelle, la paraplégie commence à reparaître, la région dorsale est douloureuse et un abcès gros comme le poing fait saillie un peu au-dessous et à gauche de la gibbosité, la température dépasse 38°, le poids est de 12 kil. 300.

1re injection: 15 grammes à la région fessière le 6 février. Urticaire le 11. Dès le lendemain, la température tombe à 37° 4 et la diarrhée disparait; le 14 février, ouverture de l'abcès, la température ce jour seulement dépasse 38°.

2e injection de 15 gr. le 23 février, urticaire le 26.

3e injection 10 gr. le 4 mars, la diarrhée reparait le lendemain de la visite des parents. Poids : 13 kil.

4e injection le 18 mars, la température s'élève le soir de l'injection; puis baisse rapidement, la diarrhée a totalement disparu, une tuméfaction avec rougeur existe à la fesse injectée, la température s'élève, bientôt la fluctuation se manifeste et le 5 avril un coup de bistouri donne passage à un verre de pus crémeux et bien lié. Cet abcès est lavé, drainé et guérit facilement.

5e injection le 23 avril de 10 gr., pas d'urticaire, pas de tuméfaction.

6e injection le 13 mai, dès le soir quelques nausées et plaques d'urticaire. Tuméfaction qui disparait en deux jours.

Poids: 12 kil. 200. Pas de diarrhée. Malade encore en traitement.

OBSERVATION VII

RECUEILLIE PAR MM. LE RAY ET GASTON

Ganglions suppurés et ostéite maxillaire. — Amélioration.

Lard..... Pierre, six ans, père mort tuberculeux. Atteint il y a deux ans d'écoulements purulents des deux oreilles suivis de surdité presque complète. Nombreux ganglions cervicaux, de plus, deux fistules mènent sur un sequestre de la hanche montante du maxillaire inférieur. Poids: 15 kil. 200.

Première injection le 4 mars, 10 grammes à la région fessière, légère tuméfaction, quatre jours après quelques plaques d'urticaire à la région injectée (région fessière), ni douleur, ni tuméfaction notables. Les ganglions ont beaucoup diminué de volume, et la suppuration est moins abondante.

Troisième injection : 10 grammes, le 13 mai, à la région fessière, empâtement, rougeur, tuméfaction qui disparaissent en trois ou quatre jours, pas d'urticaire.

Le 3 juin, les ganglions ont presque disparu, la suppuration presque tarie, et M. le Dr Raingeard se décide à enlever le sequestre du maxillaire; malheureusement une des fistules communiquant avec la bouche, le sang tombe dans le pharynx, la respiration est compromise, et l'opération doit être interrompue. Le poids du malade est de 17 kilos, et les ganglions ont disparu; plus tard le sequestre étant plus mobile on pourra tenter son ablation.

OBSERVATION VIII

(Personnelle)

Tuberculose pulmonaire. — Amélioration.

G....., Edouard, quatre ans. *Hérédité.* Père hémiplégique par hémorrhagie cérébrale. Un frère mort tuberculeux.

Entré à l'hopital le 6 février 1891, pour un vaste abcès situé à la région antéro-externe de la jambe droite; cet abcès survenu à la suite d'un coup présente tous les caractères d'un phlegmon. Il est ouvert dans toute sa longueur, nettoyé avec soin; puis les lèvres en sont suturées, un drain placé à la partie inférieure assure l'écoulement du pus.

État général mauvais, enfant pâle anémié, sans appétit, ayant des accès de fièvre, des sueurs nocturnes, des points de côté fréquents, une toux opiniâtre.

Plusieurs médecins ont diagnostiqué, il y a une quinzaine de mois, de la tuberculose pulmonaire au début.

A la percussion. — Submatité bien notable à droite.

A l'auscultation. — On trouve : 1° au sommet droit une respiration soufflante avec des craquements secs; 2° au sommet gauche les râles sont plus humides et la voix retentissante; 3° aux deux bases on entend de gros râles ronflants et sibilants.

Première injection: 10 grammes, le 23 février, suivie huit jours après d'une poussée intense d'urticaire, du reste, pas de douleur, ni de tuméfaction. Dès les premiers jours, disparition des sueurs et des accès fébriles.

Deuxième injection le 18 mars: 10 grammes, pas d'urticaire, légère tuméfaction qui disparait en trois jours par le repos et des cataplasmes antiseptiques. La plaie est presque cicatrisée, l'état général est meilleur.

Troisième injection le 22 avril: 10 grammes, pas d'urticaire, pas de tuméfaction. La plaie dont le drain a été supprimé le 18 avril tes complètement cicatrisée.

Le malade quitte l'hôpital le 5 mai 1891.

Il a repris son appétit, les sueurs nocturnes disparues depuis la première injection n'ont pas reparu, la toux est moins fréquente.

A la percussion, plus de submatité. *A l'auscultation,* on trouve encore à gauche quelques craquements secs, néanmoins l'amélioration du côté pulmonaire est très notable. La température qui dépassait 38° est restée normale depuis la première injection.

OBSERVATION IX

(Personnelle)

Tuberculose pulmonaire au début. — Grande amélioration.

X...... 18 ans, pas d'hérédité, pas d'hémoptysie. Malade depuis un an, conjonctives oculaires et lèvres décolorées. Souffle anémique au cœur et aux jugulaires, toux, expectoration abondante et purulente, sueurs nocturnes, pas de tuberculose locale. Malade faible, sujette à des évanouissements presque quotidiens. Elle pèse 49 k., et a des accès de fièvre assez fréquents. *Auscultation* : submatité aux deux sommets. A droite, l'inspiration est soufflante, l'expiration rude et prolongée. A gauche, on trouve quelques craquements secs surtout sensibles au dessous de la clavicule.

Le traitement antérieur a consisté en huile de foie de morue et diverses préparations au quinquina.

La malade est injectée, la première fois, le 7 avril 1891, dans le cabinet de M. le docteur Bertin, l'injection est de 10 grammes, elle est aussitôt suivie de disparition *totale* des crachats, des sueurs nocturnes et de la fièvre.

Pas d'abcès, pas d'urticaire, mais nausées le 5e jour après l'injection. Les signes stethoscopiques se sont amendés; cependant une auscultation attentive permet encore d'entendre de rares craquements en avant et à gauche.

Une deuxième injection de 10 grammes est faite à l'hôpital le 22 avril 1891, ni abcès, ni urticaire, mais nausées le 5e jour comme à la première fois.

Aujourd'hui, 27 mai, la malade vient recevoir une troisième et dernière injection de 10 grammes. La toux a disparu, ainsi que la fièvre et les sueurs, plus d'évanouissements. Les conjonctives et les lèvres sont colorées, le souffle du cœur et aux jugulaires est à peine sensible. La malade pèse 52 kilos : elle se sent plus vigoureuse. A l'auscultation la plus attentive, on ne perçoit aucun craquement les autres lignes stéthoscopiques ont disparu : tout au plus pourrait-on trouver de la submatité en avant et à gauche.

OBSERVATION X

(Personnelle)

Tuberculose pulmonaire au début

I...... Joseph, 7 ans, né au Croisic, pas d'hérédité. Hémoptysie au milieu d'avril 1890, pas de sueurs nocturnes, amaigrissement rapide, ongle hippocratique. Toux fréquente, crachats caractéristiques et peu nombreux.

Le malade entre le 1er mai 1891.

Auscultation : en avant, matité à droite, souffle; à gauche, l'inspiration est soufflante, l'expiration prolongée en arrière, les signes sont plus nets et on perçoit aisément des craquements secs dans la fosse sus-épineuse gauche. Le malade, de plus, a des ganglions sous-maxillaires, axillaires et inguinaux assez volumineux et suppurés. Poids : 19 kilos.

1re Injection : 15 grammes de sang le 6 mai, à la région fessière droite; disparition de l'expectoration, pas de tuméfaction, pas d'urticaire.

Le malade est emmené par sa mère le 11 mai 1891.

OBSERVATION XI

(Personnelle)

Ganglions cervicaux non suppurés. — Amélioration.

Le D... Constant, 6 ans. Hérédité, mère, 4 frères morts en bas âge d'affections non tuberculeuses.

Ce malade est atteint de ganglions cervicaux non suppuré, formant une seule masse du volume du poing; c'est chez lui la seule manifestation de la diathèse, sauf de petits ganglions axillaires à gauche (Côté correspondant aux ganglions cervicaux).

1re injection le 6 mai 1891, 15 grammes à la région fessière, pas de tuméfaction; mais urticaire 4 jours après l'injection.

2e injection le 27 mai 1891, 15 grammes à la région fessière, pas de tuméfaction, pas d'urticaire.

3e injection le 17 juin 1891, 10 grammes à la région fessière.

La masse ganglionnaire est maintenant divisée en nombreux ganglions dont le volume total n'atteint pas la moitié de celui qu'ils avaient précédemment.

OBSERVATION XII

RECUEILLIE PAR MM. LE RAY ET GASTON

Lupus de la face. — Amélioration.

Lot... Ferdinand, 52 ans, employé à l'Hôtel-Dieu. Hérédité, mère morte de rhumatisme articulaire, père mort de congestion cérébrale.

Le début remonte à 10 ans; le lupus aurait attaqué d'abord la narine gauche.

Aujourd'hui, le nez n'existe plus, les narines sont remplacées par deux petits orifices circulaires, les paupières inférieures sont attirées en bas et tendues, laissant à nu toute la conjonctive palpébrale, les points lacrymaux cependant sont peu déviés. Le malade se sent la figure serrée dans un étau; la face est rouge, inégale, présentant sous le doigt des nodosités résistantes et des parties molles; de plus, les lèvres dans leurs parties cutanées sont couvertes de croutes qui tombent de temps à autre pour faire place à des ulcérations. Le malade a subi tous les traitements, grattages, pommades, pointes de feu, etc.

Le 13 mai, 1re injection de 5 grammes de sang de chèvre dans le tissu des deux joues, pas d'urticaire et pas de tuméfaction.

Le 21 mai, 2e injection, semblable à la précédente, pas de douleur, pas de tuméfaction.

3e injection, le 17 juin, semblable aux deux précédentes, pas d'accidents. Les tissus semblent se décolorer et devenir plus souples, le malade se sent soulagé et quelques-unes des ulcérations sont cicatrisées. Malade en cours de traitement.

OBSERVATION XIII

(Personnelle)

Tuberculose pulmonaire. — Amélioration.

Gri..., 45 ans, outilleur.

Pas d'hérédité. Poids : 50 kilos.

Hémoptysie il y a trois ans, actuellement sueurs nocturnes, toux incessante, expectoration abondante et caractéristique. Matité aux deux sommets. Craquements secs à gauche. Inspiration soufflante et expiration prolongée à droite, ongle hippocratique, amaigrissement notable.

1re injection de 15 grammes, région fessière, le 6 mai, urticaire 6 jours après.

2e injection de 15 grammes, région fessière le 21 mai.

3e injection de 15 grammes le 10 juin, tuméfaction assez notable, douleur vive, pas d'urticaire.

Le malade tousse beaucoup moins, a repris de l'appétit, son poids est resté le même.

OBSERVATION XIV

(Personnelle)

Tuberculose pulmonaire. — Amélioration.

C....., dix-neuf ans, peintre en bâtiments. *Hérédité.* Frère mort phtisique à onze ans. Bronchite en mai 1890, le malade est pris d'hémoptysie abondante. Actuellement sueurs nocturnes légères, reste de pleurésie à droite.

A la percussion, submatité à droite dans toute l'étendue du poumon. Craquements rares disséminés dans les lobes supérieurs aux lobes supérieurs, frottements pleuraux facilement perceptibles. Poids: 63 kilos.

1re injection, 15 grammes, région fessière, pas de tuméfaction urticaire quatre jours après, d'ailleurs, léger (6 mai).

2e injection, 15 grammes, région fessière (21 mai), pas de tuméfaction, ni d'urticaire.

Le 3 juin, le malade pèse 67 kilos et n'a plus de sueurs nocturnes; les signes stéthoscopiques se sont un peu amendés.

3e injection, le 10 juin. 15 grammes, à la région fessière, pas de tuméfaction, légère poussée d'urticaire. Poids : 69 kilos.

OBSERVATION XV

(Personnelle)

Tuberculose pulmonaire. — Amélioration.

M....., Joseph, marié, jardinier, quarante et un ans. *Hérédité.* Père mort de bronchite chronique. Malade depuis un an, a été obligé de cesser de travailler en février 1891, n'a jamais eu d'hémoptysie, sueurs nocturnes abondantes, fièvre quotidienne vespérale, oppression, toux fréquente, expectoration abondante de crachats purulents, nummulaires et parfois striés de sang. Voix éteinte, parfois le malade est complètement aphone plusieurs jours de suite, il ressent des picotements dans le larynx, rien à l'examen de la gorge. Poids : 52 kil. 1/2.

Percussion. — Submatité au sommet droit.

Auscultation. — Craquements secs à droite, inspiration soufflante et expiration prolongée à gauche.

1re injection, le 13 mai : 15 grammes, région fessière, urticaire local neuf à dix jours après l'injection, pas de tuméfaction, toux diminuée, voix plus claire, plus sonore, appétit meilleur, plus de sueurs nocturnes.

2e injection, le 27 mai : 15 grammes, à la région fessière.

3e injection, 17 juin : 15 grammes, à la région fessière urticaire, le lendemain malaise, insomnie. Poids : 54 kilos, toux et expectorations diminuées. Sueurs nocturnes disparues, la voix est claire. Les signes stéthoscopiques ont presque disparu.

OBSERVATION XVI

(Personnelle)

Tuberculose pulmonaire. — Amélioration.

M....., Henri, vingt-huit ans, pâtissier. *Hérédité :* Oncle maternel mort phtisique, mère morte de broncho-pneumonie.

Début un an, à la suite d'une bronchite, le malade n'a jamais cessé de tousser ; en mai 1890, il est pris d'hémoptysie abondante ; depuis, sueurs nocturnes, perte de l'appétit, ongle hippocratique, amaigrissement.

En avril 1891, nouvelle hémoptysie, expectoration caractéristique. Poids : 60 kil. 500.

Percussion. — Submatité à gauche et en avant.

Auscultation. — Craquements secs disséminés à gauche ; en arrière, expiration prolongée.

1re injection : 15 grammes, région fessière, le 6 mai, pas de tuméfaction, quelques plaques d'urticaire le cinquième jour.

2e injection : 15 grammes, région fessière, le 21 mai.

3e injection : 15 grammes, région fessière. Poids : 60 kilos.

Le malade a repris son travail qu'il avait dû abandonner deux mois avant de se soumettre au traitement. La toux a diminué ainsi que les sueurs noctunes. L'appétit est meilleur et les signes stéthoscopiques se sont considérablement amendés.

OBSERVATION XVII

RECUEILLIE PAR M. TRÉMANT

Tuberculose pulmonaire (Mort)

Gl.... Marie, 43 ans.

Antécédents : bronchites à répétition depuis plusieurs années, influenza en 1890.

Hémoptysie en novembre 1889.

Entrée dans la salle Ste-Agnès en décembre 1890.

Cette malade présente tous les symptômes d'une tuberculose avancée : sueurs nocturnes abondantes, crachats nummullaires, toux, diarrhée incoercille, fièvre. Au microscope on constate de nombreux bacilles.

Percussion : matité prononcée surtout au sommet, craquements plus manifestes à droite qu'à gauche. Pectorilagine, Poids : 55 kilos.

1re injection, 7 janvier : 15 grammes de sang, le soir la température atteint 39° pour descendre à 37° le lendemain. Les sueurs nocturnes et crachats ont presque disparu les jours qui suivent l'injection ; puis ils augmentent peu à peu.

2e injection, le 17 janvier : 30 gr. de sang, la température s'élève de 37°6 à 39°. Je signale ce fait, car d'ordinaire, l'injection est suivie de chute de la température et quand l'abaissement thermique ne se manifeste pas le pronostic est beaucoup plus sérieux. La malade se plaint de douleurs dans la fesse injectée, douleurs attribuables à la grande quantité de sang injectée (30 gr.) Il se produit une légère amélioration passagère, puis les symptômes deviennent de plus en plus caractéristiques, la malade s'affaiblit, arrive au dernier terme de la cachexie et meurt.

Autopsie : Rien du côté du tube digestif, de l'appareil génito-urinaire, du cerveau. A l'examen des poumons, on remarque des lésions tuberculeuses à tous les degrés, ne présentant d'ailleurs aucune particularité à signaler.

OBSERVATION XVIII

RECUEILLIE PAR M. TRÉMANT

Tuberculose pulmonaire (Mort)

X..., entré dans la salle St.-Joseph en décembre 1890. Le début de la maladie remonte à la fin de septembre 1890.

Cet enfant est en proie à une dyspnée intense, il tousse, n'expectore pas, ce qui empêche de rechercher le bacille de Koch, il n'a pas d'appétit, ses pommettes sont saillantes, la sclérotique est bleutée, les cils développés, diarrhée fréquente.

Son poids est de 24 k.500.

A l'auscultation et à la percussion on trouve de la matité des signes cavitaires, du souffle amphorique et des craquements.

1re injection, 17 janvier : 15 grammes à région fessière, pas d'ecchymose, pas d'urticaire, legère induration qui disparait en peu de jours.

Malgré cette intervention, les symptômes ne s'amendent pas, la dyspnée augmente et le malade succombe le 30 janvier, 14 jours après l'injection.

Autopsie : Poumons criblés de tubercules en voie de ramollissement, caverne au sommet gauche. On trouve également des tubercules sur le péritoine abdominal et viscéral, sur la face convexe du foie, dans l'estomac, l'intestin, sur la surface convexe du cerveau.

La fesse droite qui avait été injectée 14 jours avant la mort est disséquée avec soin, on n'y trouve rien d'anormal.

OBSERVATION XIX

RECUEILLIE PAR MM. TREMANT ET LE RAY

Tuberculose pulmonaire. — Grande amélioration.

Le S..... Joseph, 9 ans, entré le 27 janvier 1891, *Hérédité* : mère morte phtisique.

Antécédents : rougeole en 1890.

Tousse depuis 6 mois, perte de l'appétit, pas d'expectoration.

Percussion : Submatité au sommet gauche, matité à droite.

Auscultation : Quelques craquements secs au poumon gauche, craquements humides disséminés dans le poumon droit.

Pas d'albuminurie, température oscillant autour de 38° 4. Poids: 19 k. 500.

1re injection, 4 février 1891: 15 grammes à la région fessière qui reste douloureuse et tuméfiée pendant deux jours.

Défervescence notable.

2e injection, 23 février.

3e injection. 4 mars.

4e injection, 18 mars. Poids: 20 k. 300, soit une augmentation de 800 grammes.

5e injection, le 6 mai.

Le 17 juin, le malade quitte l'hôpital *il semble guéri*. A l'auscultation la plus attentive on ne peut percevoir aucun signe de tuberculose; le poids de l'enfant est de 22 kilos.

OBSERVATION XX

RECUEILLIE PAR M. TRÉMANT

Tuberculose pulmonaire (Mort)

M...... Joseph, 12 ans, entré en janvier 1891. *Hérédité* : mère morte phtisique.

Antécédents : Otorrhée, remontant à 3 ans, bronchites répétées. Hémoptysie. Dyspnée, appétit mauvais, vomissements, ongle hippocratique, conjonctive bleutée. Sueurs nocturnes, diarrhée, céphalalgie. Pas d'albuminurie.

Percussion : Matité aux deux poumons.

Auscultation : A gauche, craquements humides dans tout le poumon, au tiers supérieur gargouillement.

1re injection, 4 février: 15 grammes à la région fessière, douleur et tuméfaction passagère. Reprise de l'appétit déferveseence accentuée.

19 février, le malade pèse 23 k. 500.

2e injection, 23 février: On constate les jours suivants une augmentation sensible du poids du malade qui se trouve mieux. Les signes stéthoscopiques se sont cependant aggravés. Bientôt l'état de l'enfant devient de plus en plus inquiétant, et le malade succombe le 27 mars en pleine cachexie pulmonaire.

Autopsie : Adhérences pleurales, poumon droit sclérosé et criant sous le scalpel, tubercules et cavernes dans le poumon gauche. Les autres viscères sont intacts.

OBSERVATION XXI

RECUEILLIE PAR M. TREMANT

Tuberculose pulmonaire. — Amélioration.

B...., Dominique, 6 ans, entré le 13 février salle Saint-Joseph. Toux, pas d'expectoration. Poids : 15 kil. 400.

Percussion. — Matité au sommet gauche.

Auscultation. — Craquements humides dans la fosse sus-épineuse gauche, respiration soufflante.

1re injection, 23 février, douleur assez vive et passagère, 28 février, urticaire.

2e injection le 4 mars.

3e injection le 18 mars.

Le malade quitte l'hôpital le 29 mars, il pèse 16 kilos, soit 600 grammes d'augmentation.

Les signes stéthoscopiques ont presque disparu.

OBSERVATION XXII

RECUEILLIE PAR MM. TREMANT ET LE RAY

Tuberculose pulmonaire. — Amélioration.

M..... Augustine, 21 ans, salle Sainte-Agnès.

Hérédité. — Sœur morte de tuberculose pulmonaire.

Antécédents. — Bronchites à répétition depuis l'âge de 9 ans. Teint pâle, anémie. Pas d'hémoptysies. Appétit médiocre. Cils développés. Mal réglée. Céphalalgie. Douleurs d'oreilles. Ongle hippocratique. Névralgie intercostale. Toux opiniâtre. Crachats purulents et nummullaires. Poids : 52 kilos.

Percussion. — Matité aux deux poumons.

Auscultation. — Inspiration soufflante et expiration prolongée aux deux sommets. Quelques craquements secs. Frottements pleuraux à gauche.

1re injection, 23 février : 15 grammes à la région fessière. 1er mars urticaire.

2e injection le 4 mars. 6 mars, urticaire.

3e injection le 11 mars.

4e injection le 25 mars.

5e injection le 22 avril.

6e injection le 27 mai.

Etat actuel. — Poids : 54 kilos, soit 4 livres d'augmentation. Plus d'expectoration, plus de toux. Disparition totale des signes stéthoscopiques, sauf des frottements pleuraux.

OBSERVATION XXIII

RECUEILLIE PAR MM. TREMANT ET LE RAY

Tuberculose pulmonaire. — Amélioration.

D..... Marie, 17 ans.

Hérédité. — Père tuberculeux, mort d'hémoptysie, une sœur morte tuberculeuse.

Antécédents. — Bronchites fréquentes et sérieuses. N'a jamais eu ses règles. Hémoptysies fébriles et non périodiques, remontant à trois ans. Epistaxis fréquentes, l'une d'elle a durée une heure. Ganglions sous-maxillaires engorgés.

Diarrhée fréquente. Sueurs nocturnes, anémie, lèvres et gencives décolorées. Poids : 50 kilos.

Auscultation. — Respiration rude, expiration prolongée, quelques craquements au sommet gauche.

1re injection, 25 février 1891 : 15 grammes à la région fessière gauche. Douleur assez vive, la malade part chez ses parents et en revient le 3 mars couverte de plaques d'urticaire.

2e injection le 4 mars. 16 mars, épistaxis.

3e injection le 25 mars. Douleur vive et induration les jours suivants. Bientôt formation d'un abcès à la région injectée. — Cet abcès s'ouvre seul et guérit rapidement.

Le 2 mai, la malade quitte la salle, la respiration est normale, l'anémie est moins prononcée. Il n'y a plus de sueurs nocturnes. Pas d'hémoptysies, l'augmentation du poids est de 2 livres.

La malade rentre le 25 mai ; elle a été reprise d'hémoptysies légères, mais répétées, bien que son état général soit aussi satisfaisant qu'à sa sortie de l'hôpital et que ces hémoptysies puissent être supplémentaires des règles. On juge prudent de lui faire de nouveau des injections.

Le 27 mai : 15 grammes sont injectés à la région fessière droite et bien que toutes les précautions antiseptiques aient été prises, avertis que nous l'étions par le phlegmon arrivé déjà à cette malade, nous avons eu un autre abcès ouvert le 15 juin et guéri en quelques jours. Depuis l'injection, les hémoptysies ont totalement disparu. Le poids de la malade est de 50 kilos, soit le même qu'au début du traitement.

OBSERVATION XXIV

RECUEILLIE PAR MM. TRÉMANT ET LE RAY.

Tuberculose du Sacrum et du Coxal

Le M....., Blanche, 25 ans.

Hérédité : Mère et frère morts de tuberculose pulmonaire.

Antécédents : Rougeole à l'âge de 7 ans.

A l'âge de 18 ans, abcès à la hanche, puis à l'aine gauche, peu après cinq autres à la région sacrée et sur le coxal, tous ces abcès et fistules menant à des points osseux dénudés.

Appétit mauvais. Douleurs névralgiques, syncopes fréquentes. Conjonctivite pustuleuse.

1re injection le 23 février 1891 : 15 grammes région fessière. Urticaire huit jours après.

2e injection, 4 mars : 15 gr. région fessière et dans les fistules.

3e injection à la cuisse le 11 mars.

4e injection : 16 gr. le 15 mars à la région fessière.

Les trois dernières injections sont accompagnées de malaise, de tuméfaction et la malade renonce au traitement. La suppuration aurait un peu diminué. Le poids a varié de 95 livres à 93, à la suite de l'urticaire, enfin il a atteint 96 à la sortie de la malade en Mai 1891.

OBSERVATION XXV

RECUEILLIE PAR MM. TRÉMANT ET LE RAY.

Tuberculose pulmonaire. — Amélioration.

H...., 33 ans, charpentier.

Pas d'hérédité.

Antécédents : Rougeole, pleurésie droite à 16 ans. Bronchite à 28 ans. Depuis cette bronchite, le malade n'a jamais cessé de tousser. Hémoptysie en 1887. Dès lors, les crachats sont souvent striés de sang, sueurs nocturnes, amaigrissement considérable, ongle hypocratique, accès de fièvre, otorrhée : chaîne des osselets brisée à gauche, tympan perforé à droite, poids : 65 k.

Auscultation : Craquements humides au sommet droit. Souffle très marqué à la base et du même côté.

1re injection : 15 gr. le 1er Avril.
2e » 15 gr. le 22 Avril.
3e » 15 gr. le 13 Mai.

Ces injections, qui n'ont déterminé ni douleur vive ni tuméfaction persistante ni urticaire, sont suivies de diminution des signes stéthoscopiques, des crachats et de disparition complète des sueurs nocturnes.

L'otorrhée est également tarie.

OBSERVATION XXVI

RECUEILLIE PAR MM. TRÉMANT ET LE RAY

Tuberculose pulmonaire. — Légère amélioration.

B... 33 ans, employé au chemin de fer.

Hérédité : Sœur morte phtisique.

Antécédents : Bronchites, pleurésie.

Sueurs nocturnes. Toux fréquente. Expectoration verdâtre de crachats caractéristiques. Oppression, perte de poids de 15 kilos en 6 mois. Poids actuel : 51 kilos.

Auscultation : Matité, craquements humides aux deux sommets.

1re injection, 15 mars, cette injection est suivie d'une inflammation de la région fessière qui envahit également le scrotum et détermine une orchite ?

2e injection le 1er avril : 15 grammes.

3e injection le 6 mai : 15 grammes.

Ces deux injections n'ont pas déterminé d'accidents.

Le malade est perdu de vue. A sa dernière visite, il pèse 51 kilos. Son poids est donc stationnaire, les craquements paraissent moins nombreux, enfin l'oppression a diminué et les sueurs nocturnes ont disparu.

OBSERVATIONS XXVII

RECUEILLIE PAR MM. TRÉMANT ET LE RAY

Tuberculose pulmonaire — Grande amélioration.

Le M..., âgé de 14 ans, tourneur sur métaux.

Antécédents : bronchite, influenza.

Ce malade, à la suite d'un refroidissement, fut atteint d'une toux rebelle, accompagnée d'un état de prostration tel qu'il est forcé de s'aliter et, c'est 15 jours après le début qu'il entre à la salle Saint-Joseph, le 13 novembre 1890.

Il présente une toux opiniâtre, de la raucité de la voix et un point du côté à gauche. *A l'auscultation*, on trouve de la matité dans toute l'étendue du poumon gauche avec souffle accentué, surtout au sommet. Six jours après on y entend de gros râles crépitants et en même temps on constate à la base du poumon des frottements pleurétiques. La température oscillait entre 39° et 40°, la coloration des pommettes, l'aspect des crachats, qui sans présenter la teinte ambrée, offraient néanmoins à la vue des situations sanguinolentes, les signes stéthoscopiques, tout pouvait faire penser à une pleuro-pneumonie.

Le 21 novembre, le point pleurétique a presque disparu. On se demande si les râles crépitants, qui sont d'ailleurs modifiés ne seraient pas des craquements dus à des tubercules en voie de ramollissement, si les frottements perçus n'indiqueraient pas une pleurésie localisée due au voisinage de lésions pleuro-pulmonaires.

En un mot, est-on présence d'une tuberculose?

C'est à ce diagnostic que s'arrête M. le Dr Mahot, et M. le Dr Bertin prenant le service le 1er décembre 1890 partage obsolument cette opinion. L'évolution de la maladie vient confirmer leur diagnostic. Le malade s'affaiblit, tousse, a de la diarrhée, des sueurs nocturne, il paraît devoir succomber à bref délai, le 6 janvier on constate tous les signes stéthoscopiques d'une tuberculose avancée, matité aux deux sommets, craquements dans toute l'étendue du poumon gauche, souffle, craquements dans le poumon droit. La température prise du 13 novembre au 13 décembre oscille entre 38° et 40°.

L'examen microscopique révèle de nombreux bacilles ; de plus, on injecte les crachats à des cobayes et ceux-ci meurent de tuberculose généralisée. Le poids du malade est de 40 kilos.

Le 7 janvier 1891, M. le Dr Bertin fait au malade une injection de 15 gr. de sang de chèvre.

Le soir même, la température tombe à 37° 6 ; le lendemain, absence complète de crachats.

A la suite de cette injection, la température se maintient entre 37° et 37° 6. Le malade demande un supplément de nourriture, il se promène dans la salle sans éprouver beaucoup de fatigue. Cependant, le 14 janvier les crachats réapparaissent, mais ils sont moins nombreux.

Le 17, 2e injection, pas d'ecchymoses, pas d'inflammation, le lendemain douleur vive dans la fesse injectée. M. le Dr Bertin, qui cette fois avait transfusé 30 grammes de sang, se décide dorénavant à ne pas dépasser la dose de 15 gr.

Pas de réaction fébrile et le soir même l'expectoration a totalement disparu, et il nous est impossible de nous procurer un seul crachat pour en faire l'examen bactériologique.

La défervescence est complète, les sueurs nocturnes, totalement supprimées depuis la première injection, ne se manifestent que dans la nuit du 30 au 31 janvier et dès lors le malade en est délivré.

A l'auscultation, les signes stéthoscopiques ont presque disparu et quelques chefs de service déclarent qu'ils n'oseraient avec ces symptômes actuels diagnostiquer une tuberculose pulmonaire.

Le M..... pèse 45 k., soit 10 livres de plus que le 7 janvier.

Le 4 février, 3e injection de 15 grammes, cette fois légère tuméfaction et douleur, pas de réaction fébrile.

Le malade sort dans la cour, se livre à quelques travaux. Le 19 février il pèse 101 livres, soit 21 de plus que le 7 janvier 1891.

4e injection le 23 février.

5e injection le 2 mars.

Le malade sort le 5 avril 1891.

Présenté à la *Société anatomo-pathologique de Nantes* et, ausculté avec soin, on ne trouve plus de gargouillements ni de craquements, mais seulement une respiration un peu soufflante.

Enfin, Le M..... vient remercier M. le Dr Bertin au commencement du mois de juin, il est complètement guéri. Son poids est de 51 k. soit 11 k., d'augmentation. Il a repris son travail.

Cette guérison a été si nette et si rapide que l'on s'est demandé si nous n'avions pas eu à faire à une pleurésie enkystée terminée par vomique, nous avouerons ne partager en rien cette manière de voir.

Les signes stéthoscopiques et par leur dissémination dans les *deux poumons* et par leurs caractères ne pouvaient dès la fin de décembre faire penser à une pleurésie purulente.

MM. les Drs Raingeard, Bertin, ont bien signalé quelques frottements pleuraux, mais leur existence est facile à notre sens à expliquer par des lésions tuberculeuses périphériques.

De plus, le malade n'a jamais eu de vomissements purulents, mais bien une expectoration de quantité à peu près égale chaque jour.

Enfin, les crachats ont toujours été nummulaires, rendus un à un, ce qui n'est pas le propre de la vomique.

Aussi voyons-nous là une observation incontestable de guérison de tuberculose pulmonaire à la période cavitaire, tuberculose affirmée par le diagnostic, par l'examen bacillaire et par les injections critères à des cobayes.

En résumé, sur 27 malades nous comptons :

Cinq guérisons (1).

(1) Ces guérisons se maintiendront-elles ? Le temps seul peut nous l'apprendre, et nous faisons ainsi que notre maître toutes nos réserves sur l'avenir de ces malades.

Seize améliorations.
Trois états stationnaires.
Trois morts.

Ces résultats sont d'autant plus remarquables, que pas un malade n'a été omis, et que le traitement a été appliqué à des formes diverses et souvent avancées de la tuberculose.

Tout d'abord, nous ferons remarquer que nous n'avons jamais constaté d'accidents sérieux à la suite des injections; car sauf les abcès, 3 cas sur 88 injections, on ne saurait prendre en sérieuse considération ni la douleur, ni la tuméfaction, ni l'urticaire. La douleur disparait rapidement, son intensité est d'ailleurs extrêmement variable suivant les sujets. La tuméfaction est d'autant plus grande que la quantité de sang introduite est plus considérable. En ne dépassant pas 15 centimètres cubes, et en ayant soin de ne pas injecter souvent dans la même région, elle devient si légère qu'on ne saurait en tenir compte dans la pratique. Nous avons déjà parlé de l'urticaire en étudiant la pathogénie de l'immunité. Pour nous, cette éruption doit être attribuée à des toxines.

Signalé également à la suite des injections de sérum, l'urticaire s'est montré 15 fois sur 27 malades.

Son apparition est extrêmement variable; tenant compte non seulement des observations que nous avons cru devoir publier, mais aussi des cas nombreux qui nous ont été signalés, nous pensons qu'elle oscille entre 2 et 10 jours. D'une manière générale, on n'observe qu'une seule poussée d'urticaire; si une seconde éruption se manifeste, elle est à la fois plus précoce et plus discrète.

Seuls, les abcès seraient une objection sérieuse. Evidemment, ils doivent être attribués à des fautes contre l'asepsie et nous ajoutons qu'ils sont devenus exceptionnels depuis que des modifications du procédé opératoire ont rendu plus facile l'antisepsie des instruments. Nous ne saurions toutefois abandonner ce sujet sans signaler les inconvénients que peut présenter la conservation du sérum.

En effet, le bacille de la septicémie s'y développe facilement, et MM. Bertin et Picq ont obtenu de magnifiques cultures en ensemençant l'agar glycériné avec quelques gouttes de sérum qui paraissait cependant recueilli avec toutes les précautions désirables. Enfin, des injections de ce liquide ont occasionné la mort de plusieurs lapins par septicémie.

Aussi, bien que localisant dans le sérum les principes actifs rendant les animaux réfractaires, nous pensons que si on n'est pas absolument certain de la pureté de ce liquide, il est plus prudent de se servir du sang entier, car devant être injecté sur le champ, il n'a pas le temps de s'infecter et ne cause pas d'accidents.

De cette étude nous croyons pouvoir conclure :

1° Que le vaccin de chèvre ou d'un animal réfractaire peut et doit être substitué au vaccin de génisse.

2° Qu'il résulte des expériences de MM. Richet et Héricourt, Bouchard, Charrin, Bertin, Picq et Chénot, etc., que le sang d'un animal réfractaire à une maladie, confère à l'animal qui reçoit ce sang, une résistance plus grande à cette maladie, et souvent, une véritable immunité.

3° Que l'application de cette théorie à l'homme par le procédé de MM. Bertin et Picq est sans danger et a été suivie de résultats cliniques remarquables.

713. — Typ. A.-M. Beaudelot, 16, rue de Verneuil, Paris.

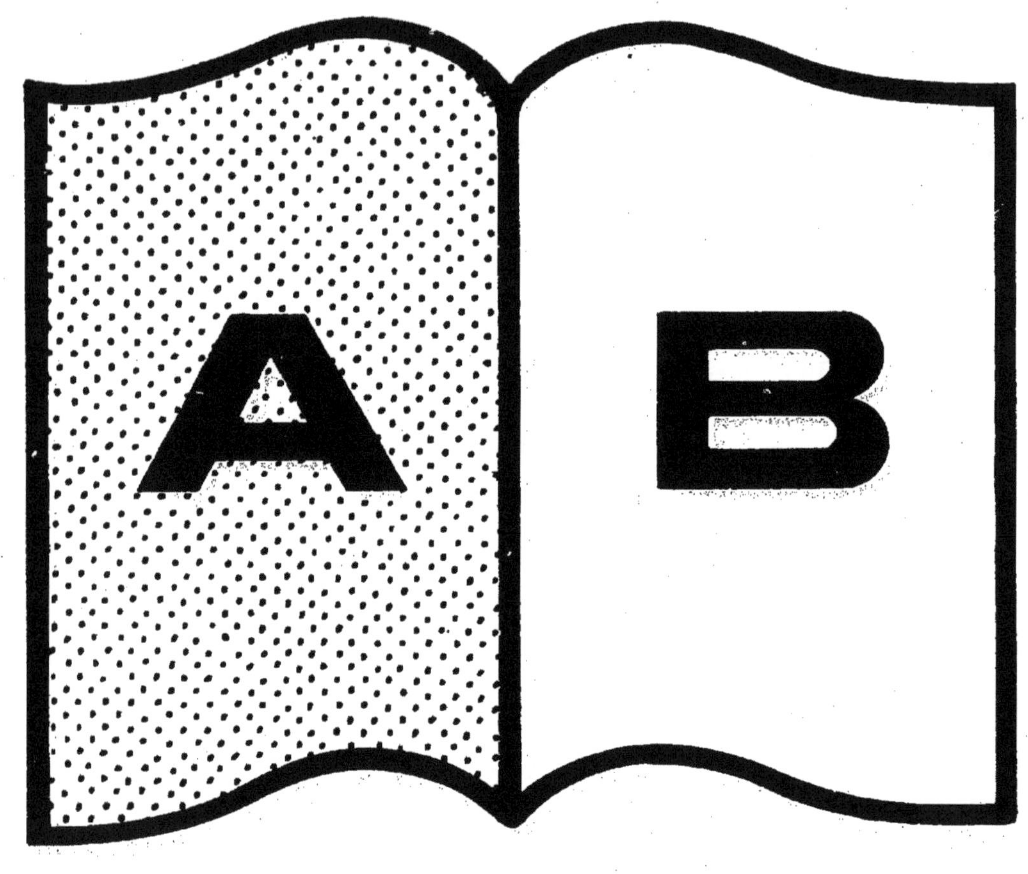

Contraste insuffisant

NF Z 43-120-14

www.ingramcontent.com/pod-product-compliance
Ingram Content Group UK Ltd.
Pitfield, Milton Keynes, MK11 3LW, UK
UKHW020414230726
13925UKWH00004B/1410

9 782013 580977